ÉTUDE SUR LE TRAITEMENT

DES

FRACTURES SIMPLES ET COMPLIQUÉES

DU CORPS DE L'HUMÉRUS

PAR

Joseph MOREL,

Docteur en médecine de la Faculté de Paris.

PARIS

A. PARENT, IMPRIMEUR DE LA FACULTÉ DE MÉDECINE

29-31, RUE MONSIEUR-LE-PRINCE, 29-31,

1878

[illegible]

[illegible]

[illegible]

[illegible]

[illegible]

ETUDE SUR LE TRAITEMENT

DES

FRACTURES SIMPLES ET COMPLIQUÉES

DU CORPS DE L'HUMÉRUS

PAR

Joseph MOREL,

Docteur en médecine de la Faculté de Paris.

<hr>

PARIS

A. PARENT, IMPRIMEUR DE LA FACULTÉ DE MÉDECINE

29-31, RUE MONSIEUR-LE-PRINCE, 29-31,

—

1878

ÉTUDE

SUR LE

TRAITEMENT DES FRACTURES

SIMPLES ET COMPLIQUÉES

DU CORPS DE L'HUMÉRUS

INTRODUCTION.

Un des points les plus intéressants de l'histoire des
fractures de l'humérus est, sans contredit, celui qui a
rapport au traitement qui leur est applicable. Les chirurgiens ont, en effet, remarqué depuis longtemps que
si, dans bon nombre de cas, les fractures du bras se
terminent par la guérison, il en est un certain nombre
d'autres où elles aboutissent à la non-consolidation.
Bien plus, les auteurs et les statistiques sont d'accord
pour démontrer que c'est au bras que la pseudarthrose
a été le plus fréquemment observée. S. Cooper, sur
18 fausses articulations, en a vu 10 de l'humérus. Nor-

ris (1), dans son Mémoire sur les pseudarthroses, donne les chiffres suivants : humérus, 48 ; fémur 48 ; avant-bras, 19 ; jambe, 33. Sur 11 observations de pseudarthroses, relatées par Malgaigne, 4 appartiennent à l'humérus. Vidal de Cassis regarde cet os comme le siége de prédilection de la pseudarthrose. Gurlt (2) donne les chiffres suivants : pseudarthroses du bras, 165 ; de la cuisse, 132 ; de la jambe, 131 ; de l'avant-bras, 50. Enfin, sur 1,005 cas de non-consolidation de fractures rapportés par M. Béranger-Féraud (3), l'humérus figure pour le chiffre considérable de 303, le fémur pour celui de 294, la jambe et l'avant-bras pour ceux de 242 et 111. Dans les hôpitaux de Lyon, nous avons eu l'occasion d'observer 2 pseudarthroses, toutes deux de l'humérus.

A quelle cause faut-il donc attribuer cette plus grande fréquence qu'a l'humérus de ne pas se consolider ? Cet os possède-t-il une structure particulière, se trouve-t-il dans des conditions anatomiques spéciales qui le prédisposent à la pseudarthrose ? Evidemment non.

Il est bien certain que dans plusieurs cas la non-consolidation a pu dépendre des causes qu'on invoque généralement pour expliquer les pseudarthroses ; on en a signalé de générales, que nous ne discuterons pas, telles que la grossesse, l'allaitement, l'anémie, la syphilis, le scorbut, les fièvres graves, etc...., et d'autres

(1) Norris. American Journal, 1842.
(2) Gurlt. Handbuch der Lehre von den Knochenbruchen.
(3) Béranger-Féraud. Traité des fractures non consolidées ou pseudarthroses. Paris, 1844.

locales affectant l'os lui-même, exostoses, nécroses, caries, hydatides (Dupuytren, Bérard). Mais il n'y a rien là qui soit propre à la région brachiale; ces causes n'ont pas sur l'humérus une action plus intense ou plus fréquente que sur les autres parties du squelette. Il faut donc chercher ailleurs l'explication de la tendance fâcheuse que paraît avoir l'humérus fracturé à ne pas se consolider.

Nous croyons que cette explication peut être trouvée d'une façon générale, dans le fait même de l'appareil qui a été appliqué, et nous verrons que l'immobilisation absolue de tout le membre supérieur doit jouer le rôle principal dans un traitement rationnel.

Nous pensons aussi que le titre « cause inconnue » mis par les auteurs en tête d'un bon nombre de cas de non-consolidation, doit disparaître presque complètement, et que ces cas doivent être, pour la plupart, rejetés sur le compte d'une contention insuffisante.

Nous nous appuyons, pour être aussi affirmatif, sur l'opinion professée par M. le D⟨r⟩ Panas à l'hôpital Lariboisière, et ce sont les idées de cet éminent chirurgien qui nous guideront dans tout le cours de cette étude.

Nous voudrions essayer de démontrer qu'il suffit d'instituer aux fractures du corps de l'humérus un traitement approprié, remplissant certaines indications, les mêmes pour tous les cas, que la fracture soit simple ou compliquée, pour arriver toujours et promptement à une consolidation et à une guérison parfaite. Nous laissons bien entendu en dehors de ces cas ceux où, comme nous l'avons indiqué plus haut, il existe quelque vice organique ou local, qui doive retarder ou empêcher presque fatalement la formation du cal.

Les quelques observations que nous rapportons à l'appui de nos assertions ont été recueillies presque toutes dans le service de M. Panas, et nous le prions de recevoir ici l'hommage de notre reconnaissance pour les indications qu'il nous a fournies, et pour les conseils dont il a bien voulu nous aider dans ce travail.

CHAPITRE PREMIER.

Le traitement de toute fracture peut se résumer dans
ces deux grandes indications qui sont formelles : réduire la fracture et maintenir la fracture réduite. Nous
aurons donc à étudier successivement ces deux points ;
mais, disons-le immédiatement, tandis que la réduction nous arrêtera peu, car ici elle est généralement
facile, à moins de quelques complications spéciales que
nous signalerons ; nous nous occuperons beaucoup
plus, au contraire, de la contention de la fracture.
Nous aurons, en effet, à discuter à ce sujet la position
à donner au membre, le choix de l'appareil, l'époque
à laquelle il convient de l'appliquer et de l'enlever, et
nous serons amené ainsi à décrire la méthode du traitement qui nous paraît préférable.

Le corps de l'humérus peut se fracturer dans plusieurs points de sa hauteur, le plus ordinairement vers
sa partie moyenne. Tantôt il s'agit d'une fracture incomplète, cas fort rare (Jurine, Hart), tantôt la fracture est dentelée, sans rupture notable du périoste, les
fragments sont engrenés et ne donnent pas de crépitation (Raleigh). Mais, le plus souvent, on rencontre des
déplacements plus ou moins considérables, variables
suivant la direction du choc extérieur, et surtout sui-

vant la direction de la fracture qui agit bien plus pour les produire que l'action musculaire invoquée par Boyer. C'est ainsi que Malgaigne (1) a pu représenter dans son atlas, diverses variétés obliques de l'humérus : une dans laquelle le fragment inférieur faisait saillie en arrière et en haut, et où les deux fragments formaient ensemble un angle à sinus antérieur ; une autre oblique en bas, en dedans et en avant, avec un déplacement dans le même sens que la précédente ; une troisième où la fracture était oblique en bas et en dedans, et où le déplacement s'était produit dans la même direction, les fragments formant un angle à sinus interne ; enfin, dans une quatrième, oblique en bas et en arrière, le fragment inférieur était remonté en avant de l'autre, et formait avec lui un angle à sinus postérieur.

Les déplacements que peuvent subir les fragments sont donc très-nombreux et très-variés, et les exemples que nous venons de donner prouvent bien qu'on ne peut invoquer l'action musculaire comme étant leur cause productrice. Ils tiennent uniquement à la direction de la fracture, et le muscle deltoïde, par exemple, ne pourrait intervenir pour attirer en dehors le fragment supérieur que dans le cas particulier de fracture comminutive ou transversale.

De cette variété dans les déplacements des fragments, il résulte que la réduction devra être faite un peu différemment, suivant les cas. Tantôt elle sera à peine

(1) Malgaigne. Traité des fractures et des luxations. Paris, 1847.

nécessaire, dans les cas rares où la fracture est transversale, ou bien elle se fera facilement avec les deux mains ; ou enfin s'il y a chevauchement, s'il existe du spasme musculaire, s'il y a plusieurs fragments, le chirurgien pourra être obligé de faire faire l'extension et la contre-extension par deux aides, et de pratiquer lui-même la coaptation. Avant toutes choses il devra, ainsi que le conseille Malgaigne, s'assurer que l'épicondyle est sur la même ligne que l'insertion du deltoïde et la portion la plus saillante de l'épaule, puis bien constater que le bras a repris sa forme, sa longueur et son épaisseur naturelles ; cependant il faut bien savoir que, malgré tous les efforts qu'on tentera, si le déplacement est compliqué par la présence d'esquilles, par l'interposition d'un fragment musculaire, etc., la coaptation demeurera forcément imparfaite.

Un des symptômes les plus remarquables, outre la mobilité anormale et la crépitation qui sont habituellement très-nettes, et que nous ne faisons que signaler, est un gonflement quelquefois énorme du membre supérieur. Ce signe fournit une indication importante : celle de n'appliquer d'appareil contentif que lorsque la tuméfaction aura disparu. Nous croyons donc qu'il convient de laisser pendant un certain nombre de jours, variable suivant le degré d'inflammation des parties molles, le bras entouré de compresses résolutives, soit reposant sur un coussin disposé de façon que l'extrémité du membre, soit plus élevée que sa racine, soit dans une gouttière un peu inclinée dans le même sens.

Il peut survenir quelquefois une complication qui

vient ajouter une indication de plus au traitement des fractures du corps de l'humérus. Nous voulons parler d'un fait assez rare, mais sur lequel doit cependant être attirée toute l'attention des praticiens : la compression ou la contusion des nerfs du bras. Nous laissons de côté toute lésion directe des troncs nerveux par l'agent vulnérant pour ne nous occuper que de leur lésion par les fragments osseux eux-mêmes ou par des esquilles. De tous les nerfs qui peuvent être ainsi blessés dans les fractures du bras, le plus fréquemment atteint est le nerf radial; et la raison de ce fait est facile à comprendre, si l'on songe aux rapports anatomiques intimes que ce nerf contracte avec l'os, le contournant en spirale dans la gouttière de torsion, et restant appliqué sur lui dans une assez grande partie de son trajet. Théoriquement on peut concevoir que les fragments osseux puissent déterminer une section complète du nerf; mais nous n'en avons vu nulle part d'exemple signalé, au contraire les contusions et les compressions simples sont le phénomène ordinaire qu'on a observé, leurs effets peuvent être momentanés ou persister un certain temps ou enfin se prolonger indéfiniment, le cal englobant à son tour le nerf interposé aux fragments. On voit combien il est important de porter un diagnostic précis sur la nature de la lésion nerveuse. Malheureusement le diagnostic est quelquefois assez difficile. Cependant voici, d'après M. Reuillet (1), qui s'est occupé avec grand soin de tous ces dé-

(1) Reuillet. Des paralysies consécutives aux fractures de l'humérus. Thèse. Paris, 1869.

tails dans une thèse remarquable, la conduite qu'on
peut tenir en pareil cas. Lorsqu'on a affaire à une fracture de l'humérus chez un sujet qui souffre beaucoup,
qui se plaint d'irradiations douloureuses dans la main
et les doigts, et qui présente de la parésie ou une paralysie véritable des muscles externes et postérieurs de
l'avant-bras, on doit réduire la fracture avec le plus
grand soin, ce qui suffit quelquefois pour faire cesser
promptement tous les accidents. Mais si cette réduction elle-même est douloureuse, si les mouvements des
extrémités osseuses déterminent des irradiations douloureuses, il est certain que le nerf est blessé. Le malade est alors exposé non-seulement à la paralysie,
mais à des accidents graves, spasmes secondaires, té-
tanos, névralgies intolérables pouvant amener la nécessité d'une amputation (Smith, Nicod). Que faut-il
faire dans ce cas? S'il s'agit d'une fracture compliquée,
on pourra réséquer le fragment ou enlever les esquilles qui compriment ou contondent le nerf; mais si
la fracture est simple, on devra être beaucoup plus cir-
conspect, et ce n'est qu'après une assez longue expec-
tation, conseillée par M. Ollier, que le diagnostic étant
devenu absolument certain, on se décidera à intervenir ; on fera une incision par laquelle on ira séparer
avec les doigts les nerfs des fragments qui l'englobent.
Cette conduite est tout indiquée, si l'on veut éviter au
malade une opération beaucoup plus grave, alors que
le cal solide aura enveloppé le cordon nerveux. Dans
les cas où le diagnostic est incertain, il est absolument
de règle de s'abstenir de toute intervention, et très-
souvent les choses pourront guérir d'elles mêmes. A la

longue, la sensibilité et la motricité reviendront peu à peu dans le membre fracturé. Enfin dans quelques cas le diagnostic n'a pas été porté du tout, et les lésions les plus bizarres s'en sont suivies. M. Reuillet relate à ce sujet une très-intéressante observation recueillie dans le service de M. Ollier. Dans ce cas, le nerf radial était comprimé dans un canal osseux accidentel à la suite d'une fracture de la partie moyenne de l'humérus ; le diagnostic ne fut fait que tardivement, alors que le cal était solide, et une opération chirurgicale dégagea le nerf de ce cal dans lequel il était compris, et guérit ainsi la paralysie.

Nous pouvons citer aussi un cas remarquable observé par Nélaton (1) en 1857 à l'hôpital des Cliniques. Il s'agissait d'un malade atteint de pseudarthrose de l'humérus datant de seize mois. Il existait chez cet homme un signe très-pénible et qu'on pouvait reproduire à volonté. C'était une douleur intense se propageant sur tout le trajet du nerf radial. Le pouce, l'index et même la moitié du médius étaient fortement endoloris, lorsqu'on imprimait certains mouvements aux fragments. Ce symptôme était la démonstration évidente d'une compression ou lésion du nerf radial. Et il s'agissait bien d'une simple compression, puisqu'à la partie antérieure des fragments on sentait dans la rainure un cordon dur qui semblait disparaître tout à coup et qu'en pressant dessus on faisait naître la douleur que nous avons signalée. Nélaton posa le diagnostic suivant : il supposa que le nerf plongeait entre les

(1) Gazette des Hôpitaux. Mai 1857.

deux fragments, et que lorsque ceux-ci se rapprochaient, il en résultait une compression douloureuse. Il décida de réséquer les deux fragments pour rendre la fracture transversale, et de dégager le nerf radial, ce qu'il fit avec succès. Le malade guérit très-bien, et il y eut consolidation consécutivement. Nélaton fit à propos de ce fait, à cette époque, plusieurs expériences cadavériques (communication orale de M. Panas qui était alors son interne), expériences qui lui démontrèrent parfaitement, dans les fractures de l'humérus, au niveau de la gouttière de torsion, la possibilité de l'interposition du nerf radial entre les fragments.

C'est donc là un fait très-intéressant à connaître au point de vue du traitement immédiat et consécutif ; il constitue une complication contre laquelle on doit toujours être en garde, et nous avons cru d'autant plus utile d'y insister que nous ne l'avons trouvé signalé d'une manière spéciale dans aucun ouvrage classique.

Nous arrivons maintenant à la seconde et à la plus importante partie du traitement des fractures simples du corps de l'humérus. Il s'agit de maintenir la fracture réduite. A quelle méthode doit-on donner la préférence? Quel est l'appareil qui remplira le mieux le but qu'on se propose? Telles sont les questions que nous allons essayer de résoudre.

La première condition qu'un appareil de fracture doit remplir est celle d'immobiliser absolument les fragments. Si c'est là un principe vrai pour les fractures en général, à plus forte raison l'est-il pour l'humérus, si sujet aux non-consolidations. Tous les chirurgiens sont d'accord sur le fait de l'immobilisation parfaite. Voici ce qu'en pensait un des hommes les plus autorisés en pareille matière, Malgaigne, dans son célèbre Traité des fractures et des luxations : « La mobilité des fragments est l'obstacle qui s'oppose le plus directement à la consolidation des fractures. C'est un fait qui n'a jamais eu de contradicteurs, et qu'il suffit d'énoncer, en quelque sorte ; ajoutons cependant que le plus grand nombre des pseudarthroses se rencontre sur l'humérus et le fémur, les deux os qui échappent le plus à nos moyens de contention et que, sur 44 cas dans lesquels la cause de la non réunion avait été recherchée. Norris a trouvé que la non mobilité des fragments devait être nettement accusée dans 22 cas et pouvait être soupçonnée dans plusieurs autres » (1).

M. Després, dans une leçon faite à l'hôpital Cochin, prononçait les paroles suivantes : « Je pose en principe absolu que l'appareil idéal pour les fractures est un appareil qui les maintient dans une immobilité absolue pendant les vingt premiers jours. Tout le secret de la guérison rapide, même lorsqu'il y a une plaie et des épanchements sanguins, est dans l'immobilité obtenue. »

Tous les auteurs qui ont écrit sur les non-consolidations en font résider la cause la plus fréquente dans l'oubli de ce principe capital : l'immobilisation absolue des fragments. Velpeau admettait que le plus grand nombre des fractures non consolidées était susceptible

_____

(1) Malgaigne. Traité des fractures et des luxations, tome I, p. 155.

de guérir sans opération ; il cite le cas suivant : Une fracture de l'humérus datant de trente mois n'était pas consolidée, malgré les soins éclairés de plusieurs chirurgiens et l'emploi de divers appareils. Il appliqua un appareil dextriné de façon à former au membre une carapace solide, immobilisant mieux les fragments qu'ils ne l'avaient été jusqu'alors, et au bout de deux mois la guérison était survenue. Thierry, Dupuytren, Bérard aîné, ont eu des succès semblables par l'emploi d'appareils inamovibles. M. Legouest a vu deux fractures de cuisse guérir, l'une après quinze mois, l'autre après dix-huit mois, par la simple immobilisation.

Le retard dans l'évolution du cal, dit M. Bouthry (1), dans une très-intéressante thèse, est le plus souvent la conséquence d'une immobilisation incomplète, due, soit à l'indocilité du malade, soit à la défectuosité de l'appareil.

Ainsi, tous les auteurs sont d'accord, il faut immobiliser absolument les fragments, et cela le mieux possible. La plupart des non-consolidations reconnaissent pour cause une contention incomplète, et peuvent être guéries par la simple immobilisation. M. Puel (2) admet même, par ce procédé si simple, la guérison de véritables pseudarthroses.

Mais de quelle manière remplir cette indication formelle ? Ici nous entrons dans le choix de l'appareil, et

(1) Bouthry. Diagnostic différentiel entre la consolidation incomplète des fractures et la pseudarthrose au point de vue de leur traitement ultérieur. Th. Paris, 1876.

(2) Puel. Des non-consolidations et pseudarthroses. Th. Paris, 1867.

nous laissons la parole à Malgaigne. Voici comment il classe les différents appareils dont on s'est servi pour le traitement des fractures de l'humérus : « En recherchant les indications poursuivies, on voit que d'abord on s'est borné à contenir les deux fragments en rapport, sans s'attacher à immobiliser d'une manière absolue les articulations supérieure ou inférieure; tel est l'objet des attelles ordinaires. Puis on a cherché à procurer au coude cette immobilité absolue (appareil d'Amesbury et appareils inamovibles), puis on a étendu l'immobilité jusqu'à l'épaule (appareil de M. Bonnet, de Lyon) » (1).

Examinons rapidement ces divers appareils. L'appareil à attelles remonte à Hippocrate; disons seulement comment l'employait Boyer. Il enroulait d'abord autour de la main et de l'avant-bras une bande, qu'il continuait sur le bras de bas en haut. Il avait soin de remplir les creux de l'insertion du deltoïde de charpie ou de coton et de faire trois ou quatre circulaires au niveau de la fracture; puis il appliquait autour du membre trois ou quatre attelles, suivant sa grosseur, les adaptant, pour la longueur, aux différentes parties du membre. Il les assujettissait par de nouveaux tours de bande. Il accolait ensuite directement le bras au tronc et plaçait l'avant-bras dans une écharpe. Des doloires achevaient de fixer le bras contre le corps.

L'appareil d'Amesbury était ainsi constitué : il enveloppait d'abord, comme Boyer, le bras d'un bandage roulé depuis le bras jusqu'à l'épaule; puis il plaçait le

(1) Malgaigne. Loc. cit.

coude dans la demi-flexion et appliquait sur la face
antérieure du bras et supérieure de l'avant-bras deux
attelles fixées solidement l'une à l'autre à angle droit,
attelles ayant pour but d'immobiliser l'articulation du
coude. Quatre autres attelles complétaient l'appareil,
trois pour le bras seul, dont une postérieure et deux
latérales, et une pour l'avant-bras seul reposant sur sa
face inférieure. Toutes ces attelles étaient fixées par
des courroies bouclées, et le membre était mis dans
une écharpe.

Les appareils inamovibles employés au bras ont été
surtout les bandages dextrinés (Velpeau) et silicatés.
Velpeau semblait chercher à immobiliser l'articulation
supérieure à la fracture en faisant remonter son bandage depuis la main jusqu'à l'épaule.

Quant à Bonnet, de Lyon, voici comment Malgaigne
décrit l'appareil qu'il employait : « Que l'on se repré-
sente une demi-cuirasse embrassant la poitrine en
avant et en arrière, de laquelle part une gouttière à
concavité antérieure, qui se dirige en bas et en dehors,
reçoit le bras et se continue avec une autre gouttière
horizontale destinée à l'avant-bras et à la main. La
charpente de cet appareil est en fil de fer, ce qui le
rend solide et léger à la fois; mais il est soigneusement
garni et recouvert de peau chamoisée. La gouttière
ouverte en avant, qui embrasse le membre supérieur,
est serrée par des courroies circulaires, de sorte qu'on
peut surveiller la fracture, augmenter ou diminuer la
pression sans faire subir aucun mouvement au bras,
et comme cette gouttière n'est qu'une dépendance de
celle qui circonscrit la poitrine, tous les mouvements

du malade sont des mouvements de totalité, et il peut se lever, s'asseoir, etc., sans que les mouvements du tronc éprouvent le plus léger déplacement dans la fracture » (1).

Nous avons tenu à faire entièrement cette citation de la description de la cuirasse de Bonnet, car cet appareil remplit, selon nous, la plupart des indications voulues, comme nous le verrons plus loin.

Pour Malgaigne lui-même, voici la méthode de traitement qu'il préconise. Il se contente du simple appareil de Boyer qu'il simplifie en supprimant la bande roulée et en appliquant directement sur l'humérus les attelles doublées seulement de compresses, les maintenant à l'aide de deux ou trois bandelettes de diachylon; puis il fait placer l'avant-bras dans une écharpe. Telle est sa conduite, s'il n'y a pas de déplacement notable. S'il existe un certain déplacement, il emploie le même appareil, mais il fixe le bras fléchi au tronc par un bandage de corps ou par des tours de bande, après avoir préalablement interposé dans l'aisselle un coussin en forme de coin à base supérieure, fournissant ainsi au bras un support plus égal que les côtes, et tenant en même temps l'épitrochlée écartée du corps. Enfin, pour peu que le déplacement soit rebelle, il remplace l'écharpe par une gouttière en carton qui supporte l'avant-bras et la main et qui embrasse avec le coude la partie inférieure du bras. Quand la consolidation traîne en longueur, il a recours à la gouttière de Bonnet.

(1) Malgaigne Loc. cit.

Examinons maintenant la valeur respective de chacun de ces appareils. L'appareil d'attelles nous paraît défectueux à plus d'un titre ; les attelles qui en constituent la partie principale et sur lesquelles on compte pour obtenir l'immobilité ne peuvent presser que d'une manière très-inégale sur les diverses parties qu'elles recouvrent, et quand le membre en est entouré, elles forment une espèce de boîte qui ne peut se rétrécir ou s'élargir suivant le besoin ; il faut enlever l'appareil pour le replacer, condition défavorable à la production du cal. Enfin, cet appareil a, selon nous, le grand défaut de laisser se passer des mouvements dans les articulations du coude et de l'épaule.

L'appareil d'Amesbury offre en partie les mêmes inconvénients ; il immobilise, il est vrai, le coude, mais il laisse toute liberté aux mouvements de l'épaule.

Nous ne nous arrêterons pas aux appareils inamovibles, nous réservant de revenir sur la manière de comprendre leur application ; disons seulement tout de suite que le plâtre nous paraît bien préférable aux bandages dextrinés et silicatés, à cause de la facilité avec laquelle on peut se le procurer, à cause de sa plus grande résistance jointe à une légèreté au moins égale, enfin, parce qu'avec lui on n'est pas forcé d'envelopper le membre tout entier, mais qu'on peut laisser une partie de son épaisseur en dehors de l'appareil.

Quant à la méthode de Malgaigne, elle nous paraît très-rationnelle, si l'on pouvait subordonner le pronostic de la consolidation de l'humérus au degré de déplacement des fragments ; mais les non-consolidations et pseudarthroses ont pu être observées dans des cas où le déplacement était très-peu considérable, et c'est justement, pensons-nous, parce que, dans ces cas, on s'était borné à une contention très-insuffisante, telle que celle que produit l'appareil de Boyer. Ce n'est pas à dire que des consolidations n'aient pas eu lieu à l'aide de cet appareil, mais cela ne plaide nullement en sa faveur, puisqu'en l'employant on a pu voir aussi la fracture ne pas se consolider. Or, l'idéal est, non pas un appareil qui donne quelquefois des résultats heureux, mais bien un appareil avec lequel on n'a jamais à craindre d'insuccès.

D'après tout ce que nous venons de dire, il est facile de voir que nous considérons comme indication capitale l'immobilité des articulations du coude et de l'épaule et que ce sont les appareils plâtrés auxquels nous nous adressons de préférence pour remplir cette indication.

Nous attachons d'abord la plus grande importance à l'immobilité de ces articulations. C'est sur elle que nous basons essentiellement notre traitement et nous croyons qu'il y a même là un précepte dont on ne doit jamais se départir dans le traitement d'une fracture, quelle qu'elle soit : immobiliser les articulations qui sont au-dessus et au-dessous de la fracture.

Certes ce précepte n'est pas nouveau ; mais nous ne l'avons pas trouvé érigé par les auteurs en règle absolue de traitement, au moins pour les fractures du corps de l'humérus où son observation nous paraît être d'une importance capitale. Bonnet lui-même n'employait sa cuirasse que dans les cas les plus graves.

On avait pourtant reconnu l'excellence de la règle que nous venons de poser en bien des cas. Rappelons qu'à propos d'un malade guéri de pseudarthrose du fémur par M. Lefort à l'aide du frottement, de l'extension permanente et d'un appareil spécial, malade présenté en 1866 à la Société de chirurgie, Marjolin fit la remarque suivante, que M. Le Fort avait immobilisé non-seulement la fracture, mais encore le tronc, et que c'était là pour lui une condition essentielle pour réussir.

Après avoir parlé des machines de Lafaye, des cuirasses de Bonnet comme traitement général des fractures et avoir montré que ces appareils sont trop compliqués, Malgaigne ajoute ces lignes bien caractéristiques : « Toutefois, lorsque des appareils ont été créés non-seulement pour les commodités du malade ou du chirurgien, mais pour remplir une indication spéciale, il faut prendre garde que l'indication ne périsse avec eux. Je ne saurais, par exemple, reconnaître aux cuirasses de M. Bonnet d'utilité bien réelle que celle d'immobiliser le bassin ou l'épaule ; mais c'est là quelquefois une indication essentielle et sur laquelle nous reviendrons à l'occasion des fractures de l'humérus et du fémur (1). »

Nous avons remarqué dans M. Béranger-Féraud les réflexions suivantes bien significatives aussi, à propos des gouttières en gutta-percha telles que les emploie M. Désormeaux : « Ce sont des gouttières postérieures, fixées avec des bandelettes de diachylon, assurant non-seulement l'immobilité immédiate, mais

(1) Malgaigne. Loc. cit.

maintenant encore les articulations supérieure et inférieure à l'état de repos, ce qui assure davantage la coaptation invariable (1). » Et plus loin, le même auteur ajoute : « Dans les cas de lenteur de l'évolution du cal, l'immobilité prolongée des articulations a l'avantage d'empêcher les mouvements, les efforts qui pourraient soit rompre, soit incurver le cal et s'opposer ainsi plus ou moins efficacement à l'évolution naturelle des phénomènes de consolidation. »

Ainsi donc le principe de l'immobilité des articulations situées au-dessus et au-dessous d'une fracture est connu, est admis ; mais son application n'est pas donnée comme étant de nécessité absolue. M. Panas est le seul qui soit nettement affirmatif à cet égard : « C'est, dit-il, une règle essentielle dans le traitement des fractures, règle qui remonte aux temps hippocratiques, sur laquelle on ne saurait trop insister et qui est applicable à toutes les fractures des membres quelle que soit la partie affectée (jambe, cuisse, avant-bras ou bras) (2). »

C'est qu'en effet, alors même que les fragments sont parfaitement coaptés, alors qu'ils sont emprisonnés dans un appareil solide, si les articulations voisines de la fracture sont libres, leurs mouvements retentissent fatalement sur les extrémités osseuses et cette mobilité incessante, quelque légère qu'elle soit, peut suffire parfaitement pour entraver la formation du cal.

Nous ne croyons pouvoir mieux faire que de rap-

(1) Béranger-Féraud. Traité des non-consolidations ou pseudarthroses.

(2) Panas. Gazette hebdomadaire. 1872.

porter ici un fait que nous tenons de M. Panas lui-
même et qui figure déjà dans la thèse de M. Buzot (2).

Ce fait est de nature à démontrer de la façon la plus
nette l'utilité que peut avoir l'immobilisation des articulations dans le traitement des fractures. Un malade
âgé de 45 ans, d'une bonne constitution, entre à l'hôpital des cliniques pour une fracture de jambe à la
partie moyenne. Cette fracture, de cause directe, était
transversale sans aucune déformation. La coaptation
fut parfaitement maintenue pendant trois semaines au
moyen d'un appareil de Scultet. Au bout de ce temps
Nélaton proposa à M. Burggraeve, qui quelques jours
auparavant était venu lui présenter son appareil, de
l'appliquer dans ce cas; ce qui fut fait. Mais les fragments étaient mal immobilisés, et le malade les sentait
frotter l'un contre l'autre. Aussi, lorsqu'au bout d'un
mois, on enleva l'appareil, non-seulement les fragments n'étaient pas consolidés, mais encore ils formaient un angle se traduisant par une déformation qui
n'existait pas avant qu'on eût mis la jambe dans l'appareil Burggraeve. On abandonna ce mode de traitement et le membre fut enveloppé d'un cylindre plâtré
remontant jusqu'au genou, mais ne le dépassant pas.
L'immobilité était encore imparfaite, et le malade per-
cevait des mouvements dans sa fracture. On joignit à
l'appareil plâtré une attelle immédiate de Dupuytren.
Toutes ces tentatives restèrent sans succès, et au bout
de quatre mois la consolidation n'était pas même com-
mencée. Le malade découragé demandait à être déba-

(2) Buzot. Des raideurs articulaires. Th. Paris, 1876.

rassé d'un membre désormais inutile. C'est alors que M. Panas fit un dernier essai, en appliquant un appareil plâtré, qui, cette fois, remontait jusqu'à la partie moyenne de la cuisse en enveloppant le genou. Cette fois, l'immobilisation du genou réalisa ce que n'avaient pu faire les plus solides appareils appliqués uniquement sur la jambe fracturée; au bout d'un mois la consolidation était complète.

Ce fait nous semble assez remarquable pour que nous ne le fassions suivre d'aucun commentaire. Parmi les observations que nous rapportons, il en est une (observation 3) très-significative au même point de vue. Il s'agit d'une fracture de l'humérus non consolidée depuis trois mois et qui par l'immobilisation des articulations du coude et de l'épaule, guérit complétement en vingt-cinq jours.

De tous les appareils inamovibles, celui qui peut le mieux remplir les indications précédentes et auquel nous donnons la préférence est l'appareil plâtré, soit sous forme de gouttière postérieure pour le cas de fracture simple, soit sous forme d'attelles, comme nous le décrirons à propos des fractures compliquées.

Le plâtre, en effet, se trouve partout; avec lui on fait des appareils légers et en même temps solides, résistants et peu coûteux. Un fait important à signaler encore, c'est que chez tous les malades, la douleur s'apaise presque immédiatement après l'application de l'appareil à cause de la suppression de tout mouvement anormal. Nous n'insisterons pas sur les détails de la confection de cet appareil, sur la façon dont doit être gâché le plâtre, sur l'emploi de la tarlatane, etc., détails qui sont décrits avec soin dans les traités de petite chirurgie. Disons seulement qu'ils sont indispensables à bien connaître et que l'une des conditions pour une prompte consolidation réside dans un appareil dont le malade n'aura point à souffrir, et qu'on ne sera pas obligé d'enlever avant le temps voulu, pour le remplacer par un autre mieux fait. Quant à la forme qu'on doit lui donner ici, c'est celle d'une vaste gouttière destinée à envelopper toute la moitié postérieure du membre supérieur, épaule, coude et avant-bras.

Lorsque la fracture est réduite et que le gonflement inflammatoire a presque complètement disparu, on place l'avant-bras dans la demi flexion sur le bras et on applique la gouttière que nous venons d'indiquer, en la fixant ensuite par une bande roulée de bas en haut autour du membre, bande qu'on laissera jusqu'à entière dessiccation du plâtre. On place ensuite un coussin cunéiforme dans le creux axillaire, en tournant sa base en haut, et l'on applique le bras contre le corps par des tours de bande que l'on peut enduire de silicate de potasse ou recouvrir simplement de bandelettes de diachylon. L'interposition du coussin a pour but de combler l'intervalle qui existe toujours entre le bras et le tronc, alors même qu'ils sont en contact, et les tours de bande autour du corps ont pour objet de compléter d'une façon parfaite l'immobilité de l'épaule du côté malade. Ajoutons qu'on a soin de laisser la main et les doigts libres de tous mouvements et de ne pas les emprisonner dans le bandage.

L'appareil ainsi construit, on le laisse pendant vingt-cinq ou trente jours, en se bornant à surveiller de temps en temps ce qui se passe. Cette surveillance doit être faite avec soin, car l'appareil peut devenir trop large par suite de la disparition du gonflement des parties molles; si l'on ne peut arriver à le resserrer suffisamment à l'aide de bandes silicatées, il faudra le retirer et appliquer une seconde gouttière plâtrée. Le temps voulu écoulé on enlève l'appareil et la consolidation est ordinairement suffisante pour qu'on puisse placer le membre supérieur dans une simple écharpe pendant quelques jours encore.

La seule objection, croyons-nous, qu'on puisse faire à l'appareil que nous venons de décrire et qui ne permet pas aux articulations de l'épaule et du coude le moindre mouvement, est la raideur consécutive de ces articulations.

Nous avons déjà signalé la thèse de M. Buzot ; il s'y trouve des données très-intéressantes sur la position à donner aux différentes articulations dans les cas de fracture pour éviter l'ankylose consécutive, et presque toutes les observations qui y sont relatées ont été prises dans le service de M. Panas. Malheureusement, de ces positions, les moins connues sont celles qu'il faut donner aux articulations du membre supérieur. D'après les expériences de Bonnet de Lyon à ce sujet, le bras devrait être légèrement écarté d'un tronc et le coude demi-fléchi l'avant-bras étant placé dans une position intermédiaire à la pronation et à la supination. Ce sont aussi les positions qu'indiquent M. Buzot, et nous ferons remarquer que ce sont celles dans lesquelles le membre est placé avec l'appareil que nous avons décrit. Nous devons cependant noter que dans tous les cas de fractures de l'humérus, traitées par la gouttière plâtrée, comme nous venons de l'exposer, on a constaté une raideur plus ou moins marquée des articulations, quand on a enlevé la gouttière. Mais nous ajouterons immédiatement que quelques mouvements imprimés à ces articulations ont suffi pour leur rendre toute leur souplesse. C'est qu'en effet cet appareil, qui immobilise absolument les fragments, a amené une consolidation rapide, et peut être en conséquence enlevé au bout d'un mois au plus ; or, au bout de ce temps, on a très-facilement raison des raideurs articulaires, à l'aide du mouvement provoqué avec ménagement et sans déployer de force. Enfin comment ne pas remarquer que ces raideurs ne sont qu'un accident bien léger et bien peu grave au prix d'une non-consolidation de l'os fracturé, et qu'elles ne peuvent entrer en ligne de compte pour faire rejeter un traitement qui assure une consolidation parfaite ?

En résumé, nous croyons pouvoir conclure que, pour les fractures simples du corps de l'humérus, si tous les appareils peuvent donner de bons résultats, il n'en est qu'un avec lequel on soit sûr de n'avoir jamais de retard dans la formation du cal, de non-consolidation ou de pseudarthrose. C'est l'appareil plâtré, disposé sous forme d'une gouttière embrassant la partie postérieure du membre, immobilisant les articulations du bras et de l'épaule, et partant, les fragments d'une manière absolue ; indication capitale puisque le plus léger mouvement entre ces fragments peut suffire à retarder ou même empêcher la formation du cal.

OBSERVATIONS.

Observation. I. — Fracture du corps de l'humérus. Appareil plâtré immobilisant l'épaule et le coude. Consolidation.

P... (Eugène), âgé de 50 ans, cocher, entre à l'hôpital Lariboisière, dans le service de M. Panas, salle Saint-Ferdinand, le 27 septembre 1876. En descendant un escalier, il fit une chute en avant pendant que son bras restait pris entre les barreaux de la rampe. Il s'ensuivit une fracture de l'humérus gauche à l'union du tiers moyen avec le tiers inférieur. A l'entrée du malade, on constate un gonflement considérable du membre avec une forte ecchymose. La crépitation et la déformation sont des plus nettes. On réduit la fracture, et on applique un appareil plâtré le troisième jour. Les douleurs qui étaient très-vives diminuent aussitôt et elles cessent bientôt tout à fait. Le 10 octobre, tout gonflement ayant disparu, et l'appareil ne contenant pas suffisamment la fracture, on en place un autre également en plâtre, mais prenant cette fois l'épaule, le bras et l'avant-bras en partie et se prolongeant sur le devant de la poitrine et le dos en cuirasse. Le 15 novembre, on retire l'appareil : la consolidation est parfaite, et après quelques jours pendant lesquels les articulations reprennent toute leur souplesse, sous l'influence des mouvements qu'on leur imprime, le malade est envoyé en convalescence à l'asile de Vincennes.

Obs. II. — Fracture du corps de l'humérus. Même traitement. Consolidation rapide.

X... (Clément), âgé de 42 ans, charretier, entre le 27 décembre 1877 à l'hôpital Lariboisière, salle Saint-Ferdinand, service de M. Panas.

Cet homme est tombé sous sa voiture dont une roue lui a passé sur le bras droit. Il en est résulté une fracture de ce membre.

Le malade entre à l'hôpital avec un gonflement énorme et un

vaste épanchement sanguin du bras. Mobilité anormale, crépitation très-nette un peu au-dessus de la partie moyenne de l'humérus. On met le membre dans une gouttière en fil de fer, et on l'entoure de compresses résolutives, pour attendre la disparition du gonflement. Celui-ci est presque nul le 9 janvier. On place alors le membre dans un appareil inamovible. Pour cela, on applique une vaste gouttière plâtrée externe remontant jusqu'à la base du cou et descendant jusqu'au milieu de l'avant-bras placé en demi-flexion, et immobilisant ainsi les articulations de l'épaule et du coude. Une attelle interne en bois est mise à la face interne du bras, et ce dernier est fixé contre le tronc au moyen de bandes silicatées.

Le 31 janvier, au bout de 21 jours, on enlève l'appareil; on ne constate plus trace de mobilité anormale ni de crépitation ; le cal est un peu volumineux; on se borne alors à maintenir le bras dans un petit appareil silicaté ; le malade le supportant difficilement, on le remplace le 6 février par de simples attelles fixées avec une bande, et on place le bras en écharpe.

Le 10 février, le cal est très-solide, mais bien moins volumineux ; un peu de roideur articulaire qu'on fait rapidement disparaître par les mouvements. Le 13 février, le malade, guéri, part pour Vincennes.

Obs. III. — Fracture du corps de l'humérus avec un retard dans la formation du cal datant de 80 jours. Même traitement. Consolidation rapide.

B... (Pierre), âgé de 27 ans, entre le 7 décembre 1877 à l'hôpital Lariboisière, salle Saint-Ferdinand, service de M. Panas.

Le 16 septembre 1877, ce malade avait reçu un coup de pied de cheval qui lui avait fracturé l'humérus gauche vers sa partie moyenne. Il entra à l'hôpital Saint-Louis, où pendant 12 jours on lui laissa le bras entouré de compresses résolutives dans une gouttière en fil de fer; puis on lui appliqua une gouttière plâtrée n'immobilisant que le coude, et il partit pour Vincennes 12 jours après cette application. A Vincennes, on lui retira cet appareil au bout de 13 jours (il l'avait donc gardé 25 jours), un abcès s'étant formé au niveau de la fracture. Il quitta Vincennes le 27 octobre et resta chez lui jusqu'au 7 décembre.

Il entre alors dans le service de M. Panas, 83 jours après l'accident, et on constate qu'il n'y a pas de consolidation de la fracture. On trouve en effet une mobilité anormale et une crépitation des plus nettes.

Quelques jours après son entrée, on lui fait un appareil ainsi disposé : le bras est entouré de deux attelles réunies par deux bandes ; puis un coussin en forme de coin à base supérieure est placé dans l'aisselle, et le bras est fixé contre la poitrine par un bandage silicaté qui prend et immobilise à la fois l'épaule et le coude du côté malade. Ce bandage fut réappliqué le 6 janvier ; la consolidation était déjà avancée, mais le cal volumineux. Le 22, on enlève l'appareil ; la consolidation est parfaite ; le fragment supérieur fait une petite saillie en avant.

Ainsi, en 25 jours, l'immobilisation complète du membre fracturé, alors qu'il y avait non-consolidation depuis près de trois mois, a suffi pour amener la guérison.

Obs. IV. — Fracture du corps de l'humérus. Appareil plâtré, immobilisation des articulations. Guérison en 30 jours.

D... (Auguste), âgé de 33 ans, terrassier, entre à l'hôpital Lariboisière, salle Saint-Ferdinand, service de M. Panas, le 6 février 1878.

Cet homme, rentrant le soir chez lui en état d'ivresse, tomba dans un fossé, entraînant avec lui un de ses camarades qui l'accompagnait. Ce dernier, dans sa chute, lui brisa l'humérus gauche.

On constate une fracture siégeant à la partie moyenne de cet os, à peu près transversale, sans chevauchement ; le gonflement n'est pas très-considérable ; la crépitation est très-facile à sentir ; la mobilité anormale est assez grande. Le bras est d'abord entouré de compresses résolutives ; puis, le 8 février, on applique un appareil plâtré en forme de gouttière postéro-externe, recouvrant toute l'épaule, le coude fléchi sur le bras et s'avançant jusqu'au milieu de l'avant-bras. Un petit coussin cunéiforme est ensuite placé entre le bras et le tronc, et on fixe le bras contre le corps au moyen d'une bande de toile. Le malade garde cet appareil jusqu'au 8 mars, c'est-à-dire 30 jours. Le cal est un peu gros, mais parfaitement solide ; il n'y a pas de raccourcissement du membre ;

l'articulation de l'épaule ne présente presque pas de roideur; celle du coude en a un peu plus, mais quelques mouvements lui sont imprimés et lui rendent toute sa souplesse. Le malade part guéri pour Vincennes le 14 mars.

Obs. V. — Fracture du corps de l'humérus. Même traitement.
Consolidation en un mois.

M... (Marie), cartonnière, âgée de 30 ans, entre le 3 mars 1878 à l'hôpital Lariboisière, salle Sainte-Marthe, service de M. Panas.

Cette malade s'était fracturée l'humérus gauche en tombant dans son escalier, le 28 février. On constate un gonflement énorme à travers lequel la crépitation est difficile à sentir, mais la mobilité anormale est très-appréciable.

Après deux ou trois jours d'applications de topiques résolutifs, on applique une gouttière plâtrée postérieure qui immobilise l'épaule et le coude demi-fléchi, et s'arrête au milieu de l'avant-bras. On place un coussin entre le bras et le tronc et on fixe le bras au corps par des tours de bande qu'on recouvre de silicate de potasse pour empêcher leur glissement. La malade sort avec cet appareil le 12 mars; elle revient le 5 avril.

On lui retire alors son appareil et on constate que la consolidation est parfaite. Les articulations ne présentent que très-peu de roideur articulaire, et quelques mouvements la font disparaître.

Obs. VI. — Fracture du corps de l'humérus. Même traitement.
Consolidation en un mois.

Mme X..., concierge, âgée de 51 ans, entre à l'hôpital Lariboisière, salle Sainte-Jeanne, dans le service de M. Labbé, le 22 janvier 1878.

Cette malade a fait la veille une chute sur le bras droit. On constate une fracture de l'humérus à la partie moyenne. Il y a crépitation, mobilité anormale et chevauchement des fragments. La réduction se fait facilement, et on applique une gouttière plâtrée qui prend l'épaule, le bras, l'avant-bras et la main. On fixe l'appareil avec des bandelettes de diachylon. Au bout de 30 jours, vers la fin de février, on retire la gouttière ; la consolidation est parfaite. Les articulations sont un peu roides, et il faut leur imprimer des mouvements pendant quelques jours pour qu'elles recouvrent toute leur mobilité.

La malade part le 8 mars pour le Vésinet.

CHAPITRE II.

Lorsqu'on se trouve en présence d'une fracture comminutive du corps de l'humérus, deux alternatives se présentent immédiatement. L'amputation du membre ou même sa désarticulation est-elle nécessaire? ou faut-il au contraire le conserver?

Les opinions ont été longtemps partagées à l'égard des indications qui peuvent déterminer l'une ou l'autre manière d'agir, et bien qu'actuellement encore un certain nombre de chirurgiens, surtout dans l'armée, persistent à amputer dans tous les cas graves, l'opinion générale devient cependant de plus en plus favorable à la conservation, surtout quand il s'agit du membre supérieur, où les raccourcissements ont beaucoup moins d'inconvénients que pour le membre inférieur.

Dans ses commentaires sur la chirurgie Guthrie s'exprime ainsi à ce sujet : « Pour le membre supérieur la conservation doit être la règle, et l'amputation l'exception. » Il est indéniable, en effet, que la conservation donne des résultats beaucoup plus heureux que l'amputation, en même temps qu'elle est un bienfait extrême pour le malade.

Il est bien certain que dans les cas extrêmement graves où le bras est broyé, où l'artère humérale et les nerfs sont atteints, déchirés, sectionnés, etc., l'amputation devient inévitable. Mais fort heureusement de pareils délabrements sont assez rares. D'ailleurs une lésion de l'artère humérale elle-même peut n'être pas toujours une indication d'amputation, et M. Legouest (1) conseille la conservation quand ce vaisseau est lésé au-dessous des tendons des muscles grand rond et coraco-brachial, les artères collatérale externe et nourricière de l'humérus suffisent au rétablissement de la circulation. On pourrait donc tenter dans ce cas de conserver le membre, les deux bouts de l'artère étant liés, sauf à amputer au premier signe de gangrène. Velpeau, dans sa médecine opératoire, cite un succès d'Hériot dans un cas semblable, où la guérison se fit au bout de trois semaines.

Pour la plupart des auteurs, la conservation est indiquée toutes les fois que les pertes de substance ne sont pas trop considérables et que les vaisseaux et les nerfs sont sains. « Conserver est le principal but du chirurgien, a dit M. Sédillot, et nos observations prouvent que cette pratique peut être fréquemment suivie de succès. »

Enfin, il est un élément important dont on doit tenir compte pour l'appréciation de la question qui nous occupe. C'est l'examen comparatif des résultats obtenus dans les dernières guerres par la conservation et par l'amputation. Voici quelques intéressants renseignements fournis par les statistiques qui ont été dressées à cet égard.

La guerre d'Amérique et la première guerre des

(1) Legouest. Traité de chirurgie d'armée. Paris, 1872.

Duchés sont les seules où la proportion soit en faveur de l'amputation ; mais il faut dire que la statistique ne porte que sur un petit nombre de faits et que dans presque tous les cas de conservation les chirurgiens ont fait la résection des fragments. Voici du reste les chiffres : dans la guerre d'Amérique, on trouve 24 0/0 de mortalité par la conservation et 21, 24 0[0 seulement par l'amputation ; dans la première guerre des Duchés le chiffre est aussi plus favorable à l'amputation ; on trouve 53, 33 0[0 de mortalité pour les cas où le bras fut conservé, et 35 0[0 pour les cas où il fut amputé.

Si nous examinons maintenant les résultats fournis par les autres guerres contemporaines, nous allons voir au contraire que la conservation a donné d'excellents résultats. Ainsi, dans la deuxième guerre des Duchés la mort consécutive à l'amputation est de 54,83 0[0.

Voici du reste un tableau emprunté à la thèse de M. Malinas (1) et qui montre les avantages incontestables qu'a eu la conservation en Crimée, en Italie et dans la guerre de 1870-1871.

(1) Malinas. De la conservation comme méthode rationnelle dans les fractures par armes à feu. Th. Paris, 1872.

GUERRE DE CRIMÉE. (Chenu).	NOMBRE D'OBSERVAT.	GUÉRIS.	MORTS.	RAPPORT P. 100 DE LA MORTALITÉ PAR		
				conservation	amputation	
					bras	épaule
Armée française. . . .	311	225	86	27.65	55.57	65.62
Armée anglaise. . . .	75	59	16	21.30	22.90	31.10
GUERRE D'ITALIE. . .	225	»	»	26.27	47.05	42.85
1870-1871 (Després).	22	15	7	31.80		

M. Poinsot (1), dans un travail fort remarquable où la cause de la conservation est plaidée éloquemment et appuyée par un très-grand nombre d'observations, donne les renseignements suivants sur les résultats obtenus par la conservation du bras pendant la guerre de 1870-71, par un certain nombre de chirurgiens, dans les diverses ambulances qu'ils dirigeaient.

MM. Demons et Lande ont eu par la conservation quatre succès sur cinq, dans des cas extrêmement graves de fracture compliquée du bras; encore leur cinquième blessé est-il mort d'une pneumonie intercurrente.

M. Chipault a eu, par le même traitement, neuf succès sur dix. M. Mundy en a obtenu deux sur trois. M. Poinsot a lui-même observé quatre guérisons sur

(1) Poinsot. Conservation dans les fractures compliquées. Th. Paris, 1872.

six cas, dans lesquels on avait tenté la méthode conservatrice. Enfin, nous verrons que M. Panas qui, lui aussi, est complètement d'avis de conserver le membre dans le plus grand nombre des cas, a obtenu trois guérisons sur trois.

Nous résumons plus loin deux observations tirées de la thèse de M. Poinsot, et deux autres rapportées dans la thèse de M. Buty (1), comme de remarquables exemples des beaux résultats qu'on peut obtenir par l'emploi de la conservation dans les fractures compliquées du corps de l'humérus.

En somme, nous venons de voir que le blessé a, dans la majorité des cas, plus de chances de vie par la conservation que par l'amputation. Quant au bénéfice ultérieur qu'il tire de la première, il est inutile d'y insister. M. Sédillot a ainsi exprimé ce parallèle : « D'un côté un membre raccourci, souvent déformé, mais complet et remplissant la plupart des usages ; de l'autre, une mutilation irréparable, mal dissimulée par les moyens de prothèse les plus ingénieux conduisant à une position d'infériorité et d'infirmité regrettables, imposant une foule de privations et de regrets qui troublent toute une existence » (2).

Nous ajouterons que si M. Sédillot parle de membres souvent déformés, il fait certainement rentrer dans ces cas les non-consolidations et pseudarthroses ; or, nous verrons que la plupart du temps on peut, par

(1) Buty. Traitement des fractures compliquées. Paris, 1872.
(2) Sédillot. Mémoire sur le traitement des fractures par armes à feu. 1871.

un traitement bien appliqué, ici comme dans les cas de fracture simple, mettre sûrement le malade a l'abri de pareilles éventualités.

Quelle est maintenant la conduite à tenir vis-à-vis d'une fracture compliquée du corps de l'humérus? Nous ne faisons aucune différence, au point de vue du traitement, entre les fractures avec plaie produites par projectiles de guerre et les fractures avec plaie produites par un autre mécanisme ; ce ne sont là que deux variétés d'une seule et même lésion, et les indications thérapeutiques sont les mêmes.

Une fois que la conservation a été décidée, c'est-à-dire quand on n'est pas en face d'un de ces cas, exceptionnels selon nous, où la gravité des lésions des parties molles, des vaisseaux et des nerfs, etc., nécessite absolument l'amputation, on doit s'occuper, tout d'abord, de la plaie et de la réduction. Si la plaie est petite, on devra, une fois la réduction faite, en pratiquer l'occlusion avec de la baudruche collodionnée. S'il existe une plaie large, un broiement considérable de l'os, comme on l'observe souvent dans le cas de fracture par armes à feu, la première indication est de reconnaître la présence d'esquilles ou de corps étrangers, et c'est le doigt qui guidera surtout, mieux que tous les instruments, dans cette exploration. Les os sont-ils brisés en plusieurs éclats, il est indiqué d'agrandir la plaie, afin d'extraire les esquilles, surtout celles qui sont libres, les esquilles primitives de Dupuytren. Doit-on agir de même pour les esquilles adhérentes ou esquilles secondaires? Percy, Larrey, Dupuytren conseillaient de les laisser en place dans l'espoir qu'elles pourraient se consolider. Guthrie, Roux, Baudens, Bégin étaient d'avis d'en faire l'ablation. Il est prouvé aujourd'hui par de nombreux faits, que ces esquilles constituent souvent, à la longue, de véritables séquestres, qui mettent obstacle à la consolidation et entretiennent une suppuration interminable. On peut donc les extraire, et même avec l'aide du chloroforme si elles sont volumineuses.

Quand l'agent qui a produit la fracture est une arme à feu, il y a lieu encore de se demander si le projectile est resté dans la plaie, car la balle peut avoir traversé l'humérus de part en part et être sortie par le point opposé à son entrée ; mais souvent il n'existe qu'une plaie, la balle s'est logée dans le bras et a entraîné la plupart du temps une partie des vêtements dont elle s'est coiffée. Quelquefois on la sent très-superficiellement sous la peau, et son extraction est facile ; dans d'autres cas, l'exploration avec le doigt, avec un stylet, indique sa position, et il suffit de débrider pour aller l'extraire. Enfin, cette exploration peut ne donner aucun indice, et M. Tillaux conseille dans ce cas de se guider, pour apprécier le siége du projectile, sur la douleur que détermine la pression en un certain point du membre ; c'est là qu'il faut porter le bistouri pour aller à la recherche du corps étranger qu'on y trouve ordinairement.

Une fois la plaie débarrassée de toutes les esquilles ou parties étrangères qu'elle peut contenir, on se trouve le plus souvent en face d'une fracture dont les fragments sont irréguliers, hérissés de pointes saillantes et d'aspérités, surtout s'il s'agit d'une fracture par arme à feu.

Un point très-important du traitement est de savoir si l'on doit ou non réséquer ces fragments. Nous avons signalé plus haut, à propos des différentes statistiques dont nous avons donné les résultats, le fait exceptionnel qu'a présenté l'Amérique au point de vue de la comparaison des moyennes de mortalité. Cette différence au désavantage de la conservation et au profit des amputations du bras paraît étonnante, surtout dans un pays où les conditions hygiéniques, si supérieures à celles dans lesquelles se sont trouvés en particulier les chirurgiens français en Crimée, semblent avoir dû, au contraire, favoriser les cures de ce genre en diminuant les causes de mort, qui sont la conséquence d'un séjour prolongé dans les hôpitaux, et auxquelles se rattachent certainement bon nombre des insuccès observés chez nous. Aussi est-on fortement tenté d'expliquer ce fait par la résection des fragments que les Américains ont pratiquée constamment, surtout si l'on considère, d'un autre côté, que dans la guerre des duchés de 1848, d'après Heifelder, 7 blessés seulement ont survécu aux 15 auxquels on fit la résection, tandis que, d'après Esmarch, la désarticulation ne donna que 3 morts sur 10 opérés dans la même guerre, et l'amputation 19 sur 54. Quant à nous, ce n'est qu'exceptionnellement que nous avons fait la résection en Crimée et en Italie. Heifelder assure que dans la première de ces deux guerres elle ne fut pratiquée que 6 fois et avec 2 morts.

Ce n'est pas une opération nouvelle que la résection des fragments. Déjà préconisée par les anciens, par Celse, Galien, Guy de Chauliac, Ambroise Paré, Paul d'Egine, elle fut combattue par Larrey et Percy. Baudens la conseillait cependant, dans le but de régulariser les plaies. Actuellement encore elle est appréciée diversement par les chirurgiens des différents pays. En Allemagne, Stromeyer se prononce franchement contre la résection. Langenbeck et Esmarch la firent toujours dans la guerre du Schleswig-Holstein. Les chirurgiens américains l'ont pratiquée sur une vaste échelle pendant la guerre de sécession. En France on s'en abstient généralement. M. Sédillot déclare que les indications sont très-rares et ne se rencontrent que dans des cas exceptionnels.

En face de cette divergence d'opinions, nous nous rallions à l'avis de la plupart des chirurgiens français; la résection des fragments nous paraît éminemment dangereuse. Bien qu'on ait dit qu'elle ne change rien aux conditions pathologiques de la blessure, qu'on a toujours affaire, aussi bien après qu'avant, à une solution de continuité de l'os compliquée de plaie, et qu'on avait pour but unique de régulariser les fragments et d'éviter ainsi les inconvénients de pointes saillantes qui peuvent irriter et déchirer les parties molles, il n'en est pas moins vrai que cette opération augmente beaucoup le traumatisme des parties molles, et surtout du côté de l'os qui va être attaqué par la scie. Cette opération va placer immédiatement l'opéré dans les conditions de l'amputé, et va lui faire perdre ainsi tout le bénéfice de la conservation de son membre; bien plus, les chiffres que nous avons indiqués plus haut, montrent que la résection est plus grave encore que l'amputation.

Morel.   4

D'ailleurs, la régularité de section des fragments invoquée par les partisans de la résection, ne nous paraît avoir aucun avantage sérieux. Est-ce que dans les fractures compliquées de plaie, l'obliquité des fragments, ou les esquilles intermédiaires, s'il y a fracture comminutive, empêchent la consolidation de se faire? Il n'en est rien, et l'on sait cependant que les fractures transversales sont les plus rares. Nous ne croyons donc pas qu'on doive instituer pour les fractures compliquées une pratique qui n'a d'autres résultats que de placer le blessé dans des conditions pires que celles où il est déjà par le fait du traumatisme, et nous répéterons avec M. Sédillot et presque tous les chirurgiens de notre pays, que la résection des fragments est une opération grave, et qu'on ne doit la pratiquer que dans des cas très-rares, dont les indications sont tout à fait spéciales et ne peuvent être prévues à l'avance.

Une fois les premiers soins donnés au blessé, une fois la plaie bien lavée et pansée avec des topiques résolutifs ou antiseptiques, dans quel appareil doit-on placer le bras fracturé?

Nous avons insisté, dans la première partie de ce travail, sur la nécessité d'immobiliser les fragments dans les cas de fractures simples. On comprend que cette indication est encore plus formelle, s'il est possible, dans les cas de fracture compliquée. C'est surtout consécutivement à ces cas qu'on observe des pseudarthroses de l'humérus, et la raison en est facile à saisir : la fracture est, en effet, bien plus difficile à maintenir réduite; les esquilles en plus ou moins grand nombre, l'action musculaire qui s'exerce plus facilement sur des fragments courts, le sang épanché, plus tard la suppuration, sont autant de causes qui mettent obstacle au rapprochement et à la coaptatation parfaite des fragments ; aussi un appareil qui les immobilise absolument est-il de la plus haute importance.

Voici comment, à propos des blessures des os par armes à feu, s'exprimait Larrey dans ses Mémoires : « Les plaies pénétrantes produites par coups de feu que nos soldats ont reçus en Syrie au membre supérieur, avec complication de fracture, surtout celle de l'humérus, quoique pansées méthodiquement et avec soin, ont toutes été suivies de pseudarthrose. Les deux fragments étaient mobiles, parce que le frottement usait leurs aspérités et leurs angles saillants; les extrémités s'arrondissaient et se recouvraient d'une substance cartilagineuse qui en facilitait les mouvements. Le résultat doit en être attribué au transport des blessés en Egypte. » On voit par cette citation toute l'importance qu'il y a à prévenir, pour les blessés, les inconvénients d'un transport souvent inévitable ; or, la première indication à remplir pour cela est de rendre les fragments absolument immobiles l'un sur l'autre.

M. Cadiat (1) a publié, dans la *Gazette hebdomadaire*, un travail très-remarquable, où il insiste avant tout sur la nécessité d'immobiliser les fragments dans les fractures compliquées. Il rapporte plusieurs observations

______

(1) Cadiat. De l'immobilisation dans le traitement des fractures compliquées. Gazette hebdomadaire de médecine et de chirurgie. 1873.

prises dans le service de M. de Saint-Germain, et ayant trait à des fractures fort graves. « Dans chacune, dit-il, le foyer était si largement ouvert qu'on ne pouvait même penser à l'occlusion de la plaie, sauf dans une occasion, mais il y avait alors communication avec l'articulation tibio-tarsienne. La plupart présentaient de tels désordres que l'amputation avait paru d'abord la seule ressource : broiement des os, des muscles, décollemnt de la peau déchirée dans certains endroits sur une grande étendue, rien n'y manquait, sauf la rupture des vaisseaux principaux du membre, pour faire de ces blessures des accidents irrémédiables; et alors que, l'amputation ayant été pratiquée à la même époque dans le service, pour des cas analogues, l'infection purulente, l'érysipèle emportaient tous les opérés, ces blessés ont guéri avec une facilité étonnante, sans aucun accident inflammatoire, sans qu'il y eût à peine un abcès à ouvrir, un séquestre à enlever. En lisant ces observations, on verra que les succès obtenus n'ont tenu qu'à la manière dont on a fait l'immobilisation et non aux pansements qui ont varié avec chaque malade.

« La plupart des appareils généralement adoptés maintiennent les fragments en place, mais n'immobilisent pas toutes les parties. Le mouvement paraît avoir cessé, mais il persiste à l'état imperceptible. Ce qu'il faut, c'est l'immobilisation exacte, mathématique et constante de toutes les parties; c'est une raideur absolue de l'appareil; il faut que le membre soit moulé dans une enveloppe rigide. Alors le travail de réparation se fera sans trouble.

« L'idée de l'immobilisation est bien ancienne, sans doute ; il n'est pas un auteur qui n'en parle, et cependant, en regardant de près la plupart des appareils posés sur les fractures compliquées, on peut voir que cette immobilisation tant recommandée n'existe bien souvent qu'en apparence. Les moindres mouvements du blessé, les chocs sur le lit, mais, avant tout, la contraction musculaire, agissent pour imprimer aux os brisés des oscillations sensibles. En supprimant presque complétement ces influences, on a vu les plaies des os se comporter comme les plaies des autres tissus. »

Si nous avons reproduit en entier tout ce passage de l'article de M. Cadiat, c'est qu'on y trouve exprimées la plupart des idées que nous avons exposées dans notre travail. On remarquera, en effet, que l'auteur préconise à la fois la méthode conservatrice, l'immobilisation dans les fractures compliquées et l'immobilisation véritable, réelle, faite par des appareils inamovibles disposés de façon à ne permettre aucun mouvement, quelque léger qu'il soit, dans le foyer de la fracture.

C'est là une pratique que professe également M. Panas, et c'est toujours par l'immobilisation des articulations qu'il arrive à l'immobilisation des fragments. M. Cadiat déclare que, pour obtenir une immobilité complète, il suffit de l'avoir dans trois directions perpendiculaires entre elles, et, partant de ce principe bien connu de mécanique, il pose ainsi le problème à résoudre : Trouver d'abord aux deux extrémités du membre des points d'appui pour l'attelle qui doit empêcher tout rapprochement entre les parties qui sont au-dessus et au-dessous de la fracture. « Au bras, dit-il,

nous ne voyons rien de bien commode et d'efficace,
il faudrait autour du thorax une cuirasse rigide, sur
laquelle l'appareil prendrait ses points d'appui, car, du
côté de l'épaule, rien n'est fixe, ni l'omoplate, ni la
clavicule, ni même les côtes, qui se déplacent à chaque
effort inspiratoire. » Nous ne croyons pas que l'immobilisation soit aussi difficile à obtenir que le pense
M. Cadiat. Pour empêcher tout rapprochement entre
les parties qui sont au-dessus et au-dessous de la fracture, ne suffit-il pas d'emprisonner l'épaule et le coude
dans un appareil solide et résistant, qui lui interdise
tout mouvement, et de fixer ensuite le bras contre le
tronc? Pour nous, nous pensons que de cette manière
l'immobilisation est aussi parfaite que possible, et c'est
également l'opinion de M. Panas.

Quant à l'avantage que peut présenter l'immobilisation des articulations dans les fractures compliquées,
nous rappellerons le fait suivant, bien connu et si
remarquable, où la guérison fut due à l'emploi de la
gouttière de Bonnet, de Lyon.

Un enfant de 11 ans avait eu l'humérus écrasé par
un vagon, au-dessous de l'insertion du grand pectoral.
De nombreuses esquilles en étaient résultées, et l'on
constatait plusieurs trajets fistuleux conduisant au
foyer de la fracture. Après un traitement de cinq mois
par l'appareil à attelles, il n'y avait pas de consolidation. Bonnet mit le membre dans sa cuirasse, et, au
bout de trois mois, il y avait consolidation (1).

Nous arrivons donc à cette conclusion, que le pre-

(1) Bonnet. Gazette médicale. 1839.

mier appareil pour une fracture du bras compliquée de plaie, surtout s'il s'agit d'une fracture par arme à feu, et que le blessé doive être transporté du champ de bataille à une ambulance plus ou moins éloignée, est un appareil inamovible. C'est à l'appareil plâtré que nous donnerons, ici encore, la préférence, mais sous forme d'attelles latérales ou antérieure et postérieure, et rejointes par des anneaux de plâtre, comme l'emploie M. Panas, de façon à laisser la plaie à découvert.

Cette opinion n'a pas toujours été admise par tous les chirurgiens, et M. Legouest combat formellement les appareils inamovibles comme traitement immédiat d'une fracture compliquée par arme à feu. Nous croyons la réponse faite par M. Tillaux aux objections de M. Legouest inattaquable, et nous la signalons tout entière, telle qu'elle est rapportée dans la thèse de M. Pruvost (1): « M. Legouest reproche surtout aux appareils inamovibles qu'il a employés de causer de vives douleurs aux blessés et de gêner leur transport. Or, les deux principales qualités que je leur reconnais sont la diminution, la suppression même de la douleur et la facilité du transport. C'est qu'en effet le mode d'application de l'appareil inamovible est absolument différent. Tout ce que dit M. Legouest s'applique à juste titre aux appareils circulaires enveloppant tout le membre, mais aucun de ces reproches n'est imputable aux appareils inamovibles partiels, tels que nous les employons depuis

(1) Pruvost. Remarques sur le pronostic et les indications immédiates de traitement dans les fractures par armes à feu. Th. Paris. 1871.

longtemps à Paris, tels que nous les avons appliqués pendant la campagne actuelle (1870-71). Il s'agit de l'appareil à attelles plâtrées de M. Maisonneuve ; matériaux de construction aisés à trouver partout et à porter avec soi, application rapide, immobilisation absolue, examen et pansement facile des plaies ; tels sont les avantages de ce genre d'appareil, et il n'est personne qui, l'ayant convenablement appliqué, n'ait été absolument convaincu de son immense supériorité sur tous les autres. Dans plusieurs circonstances, avant d'avoir une expérience personnelle, nous avions conseillé son emploi pour les fractures par coups de feu, et, aujourd'hui que nous avons pu l'employer, nous insistons encore bien davantage. »

Nous nous rangeons complètement à l'avis de M. Tillaux, et il ne nous reste qu'à décrire maintenant l'appareil tel qu'il est employé par M. Panas, et tel que nous le comprenons. Mais cette description a été si bien faite par le chirurgien de l'hôpital Lariboisière lui-même, que nous ne croyons pouvoir mieux faire que de lui laisser la parole : « Une large attelle en plâtre, sous forme de gouttière, embrassait à la fois le moignon de l'épaule, jusqu'à la base du cou, le bras et l'avant-bras, comprenant la demi-circonférence du membre et au besoin davantage. Un lien passé sous l'aisselle, du côté opposé, applique exactement l'attelle sur le moignon de l'épaule, et trois ou quatre bracelets de plâtre en font autant pour la partie brachiale et antibrachiale de l'attelle qui est coudée à angle droit au niveau du coude. Une fois l'attelle solidifiée, ce qui est l'affaire de dix minutes, on place sous l'aisselle un coussin à base inférieure, se prolongeant jusqu'au coude, sur lequel repose le bras, qui est fixé définitivement contre le tronc à l'aide d'un bandage de corps ou d'une écharpe de Mayor. L'appareil, ainsi confectionné, est extrêmement léger, immobilise les fragments d'une manière absolue, permet l'inspection journalière du membre et l'application topique des divers modes de pansement; enfin le malade peut se lever, ce qui est un inappréciable bienfait, surtout lorsque le traitement devra être long (1). »

Nous n'avons rien à ajouter à ce mode de traitement, ni rien à y modifier, et dans tous les cas analogues, nous l'emploierons sans la moindre hésitation.

L'appareil qu'il emploie remplit, en effet, toutes les conditions d'immobilité, sur lesquelles nous avons tant insisté, et le meilleur éloge qu'on puisse en faire est dans le resultat obtenu, puisque par sa méthode M. Panas n'a pas eu un seul insuccès.

OBSERVATIONS. — Fractures par armes à feu du corps de l'humérus traitées par appareil plâtré avec immobilisation de l'épaule et du coude en demi-flexion. (Extrait du Mémoire sur le traitement des blessures de guerre. Panas. Gazette hebdomadaire, 1872.)

OBS. XX. —Briac, du 117ᵉ de ligne. Fracture comminutive du tiers moyen de l'humérus gauche; extractions d'esquilles secondaires et guérison en deux mois et demi.

OBS. XXI. — Vernet, du 28ᵉ de marche, entre avec une frac-

____

(1) Panas. Mémoire sur le traitement des blessures de guerre. — Gazette hebdomadaire de médecine et de chirurgie. 1872.

ture comminutive de la partie moyenne de l'humérus gauche; extractions successives d'esquilles; consolidations en quarante-huit jours.

Obs. XXII. — Bauveron entre avec une facture, par balle, du milieu de l'humérus gauche; consolidation en cinquante jours.

Ces observations qui ne sont à la vérité que de simples mentions sont les seules que nous ayons pu recueillir comme exemple du traitement que nous avons indiqué. Ce sont les trois seuls cas observés par M. Panas pendant la guerre et ce sont trois succès. Les suivantes nous ont paru très-intéressantes au point de vue des excellents résultats qu'on peut retirer de la conservation du bras dans des cas graves.

Obs. XXIII. — Fracture de l'humérus, avec plaie et issue des fragments; esquilles; conservation; pansement par occlusion; guérison. (Obs. résumée.)

Char..., âgé de 23 ans, charretier, entre le 30 novembre 1869 à l'hôpital Saint-André, dans le service de M. Oré. La roue de sa charrette lui a passé sur le bras gauche.

On constate une tuméfaction énorme du bras, un épanchement sanguin assez considérable. Les téguments ont une coloration violacée. La palpation fait reconnaître une fracture comminutive siégeant au tiers inférieur de l'humérus; on a la sensation d'un sac de noix. Une plaie de 4 centimètres existe à la partie externe du bras au niveau de la fracture. On fait la réduction aussi bien que possible et on pratique l'occlusion collodionnée. On place le membre dans une gouttière coudée. On ne visite la plaie que le 3 décembre, et on constate l'absence de toute suppuration. La consolidation est complète le 15 janvier, après quarante-sept jours de traitement.

Obs. XXIV. — Fracture du bras avec plaie; issue d'un fragment; occlusion; guérison. (Obs. résumée.)

Un enfant de 14 ans entre le 7 juillet à l'hôpital Saint-André, dans le service de M. Oré. Une roue de charrette lui a passé sur le bras, et il a une fracture comminutive de l'humérus siégeant au tiers inférieur, avec issue en arrière d'un fragment par une plaie d'environ 3 centimètres. Il existe un épanchement sanguin énorme et les traces d'une contusion violente. Après réduction, l'occlusion est faite avec de la baudruche et du collodion, et on applique un appareil en toile métallique. On ne visite la plaie que le 30 juillet ; pas de suppuration. La guérison est complète le 31 août.

Les deux faits qui précèdent sont tirés de la thèse de M. Poinsot (1) Ce sont deux observations remarquables de conservation du membre supérieur et de guérison, alors qu'il s'agissait de fractures comminutives des plus graves. Dans les deux cas, en effet, la fracture a été produite par une roue de voiture, et il est incontestable que cette variété de fracture directe est la plus grave de toutes, car il y a avec un pareil traumatisme broiement des parties osseuses, attrition de toutes les parties molles, épanchements sanguins énormes, et souvent des décollements très-étendus, toutes circonstances qui exposent les blessés aux plus grands dangers : emphysème, phlegmon diffus, gangrène, etc.

Voici maintenant rapportées très-sommairement deux observations empruntées à la thèse de M. Buty (2) ; elles sont aussi de très-beaux exemples de conservation du membre supérieur ; de plus, ici, on a employé comme traitement l'appareil inamovible, mais en lui joignant un appareil à suspension élastique, au lieu de fixer simplement au tronc le membre enveloppé de son

(1) Poinsot. Loc. cit.
(2) Buty. Loc. cit.

appareil, ce qui permet au blessé de ne pas garder le lit.

Obs. XXV.—Fracture du bras droit par arme à feu. Conservation. Appareil plâtré et suspension élastique. Guérison.

P..., soldat, âgé de 21 ans, entre à l'hôpital Cochin, dans le service de M. Le Fort, le 30 septembre 1870. Il a été atteint au bras d'une balle, qui, entrée vers la partie moyenne de biceps, est sortie au point opposé en arrière. Peu de sang s'est écoulé. Il existe un gonflement assez considérable et l'on sent une crépitation très-nette. La conservation est décidée. On applique une attelle plâtrée postérieure, coudée, s'étendant de l'aisselle à la main, une seconde attelle supéro-externe, et on les unit par une troisième. Le membre, ainsi immobilisé, est placé dans un appareil à suspension élastique, où l'on panse les plaies chaque jour. La cicatrisation marche rapidement, et la consolidation est parfaite vers la fin de novembre.

Obs. XXVI.—Fracture comminutive du bras gauche, par écrasement. Conservation. Appareil inamovible. Guérison.

Un relieur, âgé de 16 ans, entre le 7 novembre 1870 à Cochin, dans le service de M. Le Fort; il présente vers la partie moyenne de l'humérus une fracture comminutive produite par écrasement. Le gonflement est considérable et les téguments sont fortement contusionnés. L'artère humérale est saine et on se décide pour la conservation. On applique des attelles plâtrées comme dans l'observation précédente, et on place de même le membre dans un appareil à suspension élastique. Le cal se fait rapidement, et vers le milieu de décembre la consolidation est parfaite.

CONCLUSIONS.

Les fractures du corps de l'humérus sont d'une contention difficile et exposent plus que les autres aux non consolidations et aux pseudarthroses.

Elles exigent une immobilité parfaite des fragments, qui ne peut être obtenue que par l'immobilisation des deux articulations situées au-dessus et au-dessous de la fracture.

Pour obtenir ce résultat, après réduction aussi parfaite que possible de la fracture, le meilleur appareil est la gouttière plâtrée postérieure recouvrant l'épaule, le bras, le coude et une partie de l'avant-bras demi-fléchi sur le bras.

Un coussin doit être placé dans l'aisselle, et le bras sera fixé au corps par un bandage quelconque de façon à soutenir le membre et à assurer l'immobilité d'une manière encore plus complète.

Si l'on ne peut éviter un peu de raideur articulaire, cette raideur ne va jamais jusqu'à l'ankylose, et il suffit d'imprimer quelques mouvements aux articulations pour la faire disparaître.

Le même mode de traitement est applicable aux fractures simples et aux fractures compliquées. Il suffit seulement pour ces dernières de modifier l'appareil en remplaçant la gouttière par des attelles plâtrées recouvrant les articulations du coude et de l'épaule et rejointes par places l'une à l'autre par des colliers de plâtre, de façon que la plaie soit à découvert et puisse être pansée régulièrement.

A. Parent, imprimeur de la Faculté de Médecine, rue M.-le-Prince, 31.